# "SARCOMA DE EWING"

**PROYECTO DE LABORATORIO CLÍNICO Y BIOMÉDICO**

**CICLO FORMATIVO DE GRADO SUPERIOR DE LABORATORIO CLÍNICO Y BIOMÉDICO**

DESIREÉ PEÑALVER SEGADO
AISHA BORRUEL PARDOS
JAVIER REY MENDOZA
GEMA CAMACHO LÓPEZ

# ÍNDICE

1. Resumen……………………………………………………..1
2. Introducción……………………………………………….7
3. Justificación y Objetivos……………………………17
4. Materiales y
   Métodos……………………………………………………..20
5. Resultados……………………………………………….28
6. Discusión y
   conclusiones…………………………………………….42
7. Bibliografía………………………………………………49
8. Anexos…………………………………………………….56

## 1. Resumen

El sarcoma de Ewing es un tumor maligno que puede darse en cualquier hueso del cuerpo, pero aparece con más frecuencia en los huesos de los brazos, las piernas, las costillas, la columna y la pelvis. En algunos casos, puede aparecer un tumor fuera del hueso, en el tejido blando que lo rodea, en este caso se trataría de un sarcoma extraóseo. Cerca del 95 % de estos sarcomas ocurren entre los 5-25 años. No obstante, es frecuente en el sexo masculino y muy raro en la raza negra. Por añadidura, presenta una incidencia anual de 2, 73 casos por cada millón de habitantes. Así mismo, la estrecha similitud con otras enfermedades, hacen de esta patología maligna uno de los tumores de más difícil tratamiento, por lo que la detección temprana, la cirugía de resección seguida de la quimioterapia y radioterapia aseguran los mejores resultados. Además, con los tratamientos que se cuentan actualmente, la probabilidad de supervivencia sin recidiva a 5 años es del 70% en las formas localizadas y del 30% en las formas metastásicas. En las formas de pronóstico desfavorable, los protocolos más recientes procuran, con quimioterapias en dosis altas e injerto de células madre periféricas autólogas, mejorar los resultados. Los adelantos recientes en el ámbito de la investigación despiertan esperanzas sobre el desarrollo de nuevos tratamientos.

**PALABRAS CLAVE:** sarcoma, radioterapia, quimioterapia, RT-PCR.

Ewing's sarcoma is a malignant tumor that can occur in any bone in the body, but most often occurs in the bones of the arms, legs, ribs, spine, and pelvis. In some cases, a tumor can appear outside the bone, in the soft tissue that surrounds it, in this case it would be an extraosseous sarcoma. About 95% of these sarcomas occur between 5-25 years. However, it is common in males and very rare in blacks. In addition, it has an annual incidence of 2.73 cases per million inhabitants. Likewise, the close similarity with other diseases makes this malignant pathology one of the most difficult to treat tumors, so early detection, resection surgery followed by chemotherapy and radiotherapy ensure the best results. In addition, with the treatments that are currently available, the probability of survival without recurrence at 5 years is 70% in localized forms and 30% in metastatic forms. In the forms of unfavorable prognosis, the most recent protocols seek, with high-dose chemotherapy and grafting of autologous peripheral stem cells, to improve the results. Recent advances in research raise hopes for the development of new treatments.

**KEY WORDS:** sarcoma, radiotherapy, chemotherapy, RT-PCR.

## 2. Introducción

El sarcoma de Ewing fue descrito por vez primera en 1921 por *James Ewing* como un "*endotelioma difuso de hueso*". Saavedra, C. (2017, 1 marzo).

Ya en su primera descripción este autor observó que esta neoplasia ósea, de alta agresividad, era muy sensible al tratamiento con radioterapia.

Este tumor de origen neuroectodérmico se encuentra formado principalmente por células redondas e indiferenciadas. Además, es muy característico, ya que se diferencia principalmente del osteosarcoma por la ausencia de osteoide, es decir, la porción orgánica sin mineralizar de la matriz ósea que se origina con anterioridad a la maduración del tejido óseo.

Posteriormente, se logra concluir que estas entidades formaban parte de un espectro de enfermedades neoplásicas conocidas como la familia de tumores del sarcoma de Ewing.

La familia del sarcoma de Ewing incluye el sarcoma de Ewing óseo, el tumor neuroectodérmico primitivo, el sarcoma de Ewing extraóseo y el tumor de Askin. Este último, hace referencia al sarcoma de Ewing que se origina en la pared torácica.

Este tumor de origen maligno es frecuente su aparición en lugares óseos, siendo habitual en tórax y extremidades. No obstante, también puede originarse en partes blandas, pero se originan con menos frecuencia. Si el tumor se origina en partes blandas, es habitual encontrarlo al nivel de la zona pélvica, es decir, en el retroperitoneo, siendo de difícil acceso quirúrgico y con mal pronóstico. *Rev Med Cos Cen. (2015).*

Histológicamente el sarcoma de Ewing óseo, se caracteriza por contener alta celularidad de pequeño tamaño, redondas, azules y con tendencia a formar estructuras rosetoides. Así mismo, si es de origen extraóseo no tiene afección ósea, pero con una histología similar a esta, ya que se caracteriza por presentar células redondas, azules, de tamaño pequeño, que derivan de la cresta neural, de allí su carácter neuroectodérmico.

Tras la sospecha diagnóstica, se toma una PAAF (biopsia o punción con aguja fina), que posteriormente se procesa en el laboratorio de anatomía patológica donde se observará abundante basofilia que se acata con la tinción de HE.

Agregado a lo anterior, para un diagnóstico definitivo se realizan estudios inmunohistoquímicos con CD99 y vimentina, ya que se trata de uno de los tumores malignos más indiferenciados que existen.

El tratamiento de este tipo de enfermedad es multidisciplinario e incluye el manejo quirúrgico con resección amplia de la lesión, quimioterapia y radioterapia, además de un manejo multidisciplinar técnico previo con pruebas moleculares para contribuir a un diagnóstico certero y elaborar un tratamiento personalizado.

En España sí ha habido datos estadísticos y anecdóticos de este tipo de tumor extra óseo a diferencia de países latinos como México.

Como se ha dicho anteriormente, el más frecuente de todos ellos es de tipo óseo, el cual es muy habitual en la infancia y adolescencia, con mayor afectación y predominancia en la segunda década de la vida, con influencia en varones de raza blanca, es el segundo tumor óseo pediátrico más común.

De hecho, rara vez está asociado a raza negra y asiática y es infrecuente su asociación a enfermedades congénitas al igual que la presentación de orden familiar, es decir, no es hereditario.

De la misma manera, al tratarse de una neoplasia de carácter maligno se puede diseminar en forma de metástasis a la glándula adrenal, mientras que no es conocida su ubicación suprarrenal. No obstante, su principal afectación metastásica se ubica a nivel pulmonar, ya que se trata de uno de los órganos con mayor irrigación sanguínea en el cuerpo humano.

Aunque, la enfermedad metastásica se haya en menos del 25% al momento del diagnóstico, la enfermedad metastásica puede encontrarse en casi todos los enfermos debido a la alta tasa de recurrencia local y a distancia que puede alcanzar entre 80-90% en pacientes que se están sometiendo solamente a terapia local en vez de una terapia multidisciplinar.

Con el tratamiento moderno multidisciplinar, la supervivencia a largo plazo puede lograrse entre un 70%-80%

de los pacientes que no presentan enfermedad metastásica al momento del diagnóstico. *Bol Med Hosp Infant Mex. (2013).*

Ahora bien, el sexo también cobra importancia en la presencia de esta patología, ya que se detecta con dominancia en hombres con una relación hombre/mujer de 1:6. Estadísticamente, tiene una prevalencia de 1-5 casos por cada 1.000.000 de personas dándose el 70% en menores de 20 años, principalmente entre 11-12 años en niñas y entre 15-16 años en niños.

Sin embargo, para llegar a realizar un diagnóstico certero, es necesario realizar una biopsia de tejido y un posterior procesado de este, tanto con pruebas moleculares como inmunohistoquímicas para que el patólogo evidencie al microscopio signos y características de esta enfermedad. De este modo, el técnico de laboratorio clínico y biomédico debe emplear la RT-PCR, es decir, la *PCR por transcriptasa inversa* para dar con la presencia de genes de fusión EWS tipo 1, que confirma con total seguridad esta enfermedad.

En esa misma línea, teniendo en cuenta la extrema rareza de muchas de estas entidades tumorales, el manejo multimodal sanitario así como la aplicación correcta de técnicas representa la mejor estrategia para minimizar la inexactitud diagnóstica y permitir el manejo adecuado del paciente. Además, como todas estas entidades están definidas en parte por genes de fusión específicos, se debe considerar un enfoque de diagnóstico molecular en un futuro basado en la tecnología NGS *(Next Generation Sequencing). Explore the technology. (2022).*

En resumidas cuentas, es una tecnología de secuenciación paralela masiva que ofrece un rendimiento, escalabilidad y velocidad ultra altos. La tecnología se utiliza para determinar el orden de los nucleótidos en genomas completos o regiones específicas de ADN o ARN. De este modo, ha revolucionado las ciencias biológicas, permitiendo que los laboratorios realicen una amplia variedad de aplicaciones y estudien sistemas biológicos a un nivel nunca antes posible.

En síntesis, el diagnóstico de la familia de tumores del sarcoma de Ewing se confirma mediante estudios de inmunohistoquímica y reacción en cadena de la polimerasa con transcriptasa inversa (RT-PCR) y/o citogenética, así como una correcta visión al microscopio. Por este hecho, el papel del técnico cobra importante relevancia a la hora de aplicar, manejar y orientar las técnicas de forma correcta. *Ahmed, A. A., Nava, V. E., Pham, T., Taubenberger, J. K., Lichy, J. H., Sorbara, L., Raffeld, M., Mackall, C. L., & Tsokos, M. (2006).*

## 3. Justificación y Objetivos

La finalidad de este proyecto es investigar y contrastar los avances que se han llevado a cabo con esta enfermedad donde se ha progresado desde unos bajos niveles de curación hasta más del 80% de adolescentes y niños actualmente dejando el mayor peso en el papel del técnico de laboratorio aplicando nuevas y revolucionarias técnicas.

Se trata de investigar originalmente una neoplasia de carácter maligno. Además, también se pretende exponer y adentrarse en las funciones que realiza el técnico de laboratorio clínico en estos casos, ya que se encarga de aplicar las técnicas necesarias como la PCR, del manejo de las biopsias y la orientación de estas técnicas en el laboratorio para el diagnóstico definitivo de la enfermedad. De este modo, se ocupará del registro y el procesamiento de la muestra tomada, ya que la muestra debe ser enviada al laboratorio nada más ser tomada en ese instante.

Actualmente, el técnico es imprescindible para la obtención de material suficiente de la muestra y de la importancia de la calidad para la realización de un buen procesamiento y diagnóstico en cada una de las disciplinas médicas.

El objetivo principal del proyecto es **conocer la progresión lineal del sarcoma de Ewing a nivel médico y terapéutico detallando con importancia sus principales avances.**

De este modo, los objetivos específicos que buscan justificar la realización de este proyecto son principalmente:

1. **Determinar la naturaleza de la enfermedad.**
2. **Determinar las diferentes características que engloban sus síntomas y el estudio de su tratamiento en niños y adolescentes.**
3. **La importancia del técnico de laboratorio para el procesamiento de la muestra y el empleo de las distintas técnicas.**

## 4. Materiales y Métodos

### 4.1 Materiales

- **Elsevier:** Es la mayor editorial de libros de medicina y literatura científica del mundo.

  (Páginas leídas 7; páginas utilizadas 1).

- **Scielo:** *Scientific Electronic Library Online* es un modelo para la publicación de revistas científicas en Internet, cuyo objetivo principal es aumentar la difusión y visibilidad de la ciencia.

  (Páginas leídas 15; páginas utilizadas 2).

- **Google Scholar:** es un motor de búsqueda de *Google* enfocado y especializado en la búsqueda de contenido y bibliografía científico-académica. (Páginas leídas 20; páginas utilizadas 6).

- **Pubmed:** es un motor de búsqueda de libre acceso que permite consultar principal y mayoritariamente los contenidos de la base de datos *MEDLINE*. (Páginas leídas 9; páginas utilizadas 1).

## 4.2 Métodos

Para conseguir el objetivo del trabajo se emplea la experiencia de 25 pacientes que trataron con esta enfermedad de los cuales 24 recibieron radioterapia y 1 con una lesión localizada que fue resecada completamente y sólo recibió quimioterapia.

Además, lo interesante de esta patología maligna es lo radiosensible que es, es decir, hay pacientes que no necesitan recibir quimioterapia y solo reciben radioterapia a altas dosis sobre el tumor para curarse.

Por otro lado, se realizó una revisión de las historias clínicas de los pacientes menores de 18 años con SE tratados durante los años 2000 hasta el 2015. Los datos obtenidos de las historias clínicas fueron inscritos en una hoja de cálculo en *Microsoft Office Excel*.

La edad media de los 25 pacientes fue de 10,8 años con un rango de edades de 1 a 18 años. Del total; 15 (68,1 %) pacientes fueron del sexo femenino y 10 (45,4 %) pacientes del sexo masculino. De igual manera, los SE se clasifican en enfermedad localizada o enfermedad metastásica. Asimismo, pueden presentarse a nivel óseo y extraóseo.

## 1. LOCALIZACIÓN Y EXTENSIÓN

| Extensión | Óseo | Extraóseo | Tumor de Askin | Total |
|---|---|---|---|---|
| Localizado | 8 | 7 | 3 | 18 |
| Metastásico | 7 | - | - | 7 |
| Total | 15 | 7 | 3 | 25 |

En cuanto a la posición anatómica, puede percibirse que 8 (32 %) de los pacientes, el sitio de origen se halló nivel de extremidades inferiores, 5 (20 %) pacientes de localización en pelvis y otros en columna, cabeza y cuello, tronco y extremidades superiores

## 2. LOCALIZACIÓN ANATÓMICA

| Localización anatómica | N (%) |
|---|---|
| Extremidad inferior | 8 (32) |
| Pelvis | 5 (20) |
| Columna | 3 (12) |
| Tórax | 3 (12) |
| Cabeza y cuello | 2 (8) |
| Extremidad superior | 1 (4) |
| Escápula | 1 (4) |
| Total | 25 (100) |

La quimioterapia se administró a los 25 pacientes.

El esquema de elección y más frecuente fue vincristina, adriamicina, ciclofosfamida (VAC) alterno con ifosfamida, etopósido (IE) en 22 pacientes con enfermedad localizada y metastásica. Solo un paciente con enfermedad ósea metastásica recibió como segunda línea de tratamiento temozolomida e irinotecan. Abreviadamente, es un esquema VAC + IE.

En esa misma línea, la radioterapia fue administrada en 24 pacientes. La paciente restante presentó un tumor a nivel del peroné de manera localizada y fue tratada con quimioterapia y resección completa de la lesión.

IMÁGEN 1: PROYECCIONES AXIAL Y SAGITAL EN RADIOTERAPIA

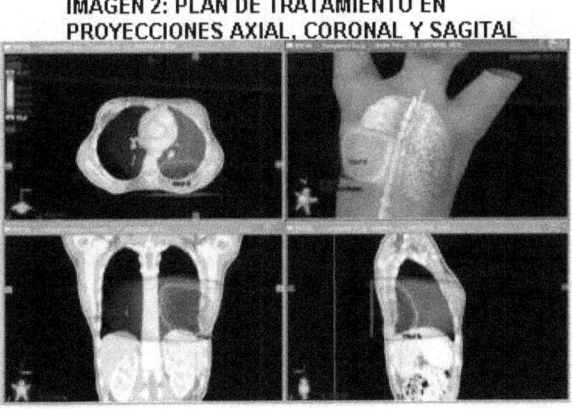

**IMÁGEN 2: PLAN DE TRATAMIENTO EN PROYECCIONES AXIAL, CORONAL Y SAGITAL**

El tiempo de seguimiento promedio fue de 42,5 meses con una mediana de 24,3 meses y un rango que osciló entre 1,1 a 180,9 meses; del total de 24 pacientes solo 3 se perdieron del control en diferentes períodos de tiempo.

## 5. Resultados/Contenidos

En cuanto a su origen y naturaleza, el sarcoma de Ewing es un tumor óseo primitivo maligno que suele afectar sobre todo a niños y adolescentes. La familia de los tumores primarios de hueso, comprende el 5% de todos los tumores de los adolescentes y adultos jóvenes. Dentro de éstos, el sarcoma de Ewing se posiciona como el segundo más común.

Histológicamente, el tumor maligno óseo se caracteriza por presentar células pequeñas, redondas y azules.

En términos generales, son tumores pobremente diferenciados y altamente malignos sin diferenciación estructural. En México, los tumores de hueso y cartílago tienen una incidencia de 1.5% (hombres 0.9%y mujeres 0.6%) y el 21.9% de los casos se presentan en menores de 20 años de edad.

A inicios del siglo XX, concretamente en el periodo comprendido entre 2000 y 2004, sólo se reportaron nueve casos de SE (sarcoma de Ewing). En Estados Unidos, la incidencia de SE óseo en el periodo entre 1973 y 2004 fue de 2.93 casos por cada millón de habitantes. La incidencia más alta se encuentra en la segunda década de la vida y llega a ser hasta de nueve a 10 casos por cada millón de habitantes; es más frecuente en hombres de raza caucásica, seguida de la asiática y afroamericana. Los pacientes con SE extraóseo por lo general son de mayor edad y es menos probable que se presente en hombres de raza blanca.

Tras observarse un aumento de la incidencia en un plazo de 10 años, la hipótesis que se plantea de la aparición de la enfermedad se puede fortalecer con la mayor calidad de vida que nos rodea, además de contaminación y cambio climático entre otros.

Haciendo referencia a lo planteado con brevedad anteriormente, la mayoría de los SE se ubican en el tejido óseo, predominando con mayor afectación en huesos planos del esqueleto axial (pelvis y caja torácica), la diáfisis de los huesos largos de las extremidades inferiores (fémur), aunque no hay una pauta y evidencia que con claridad se haga ver en concreto en estos huesos. Es decir, se pueden presentar en cualquier hueso del esqueleto humano.

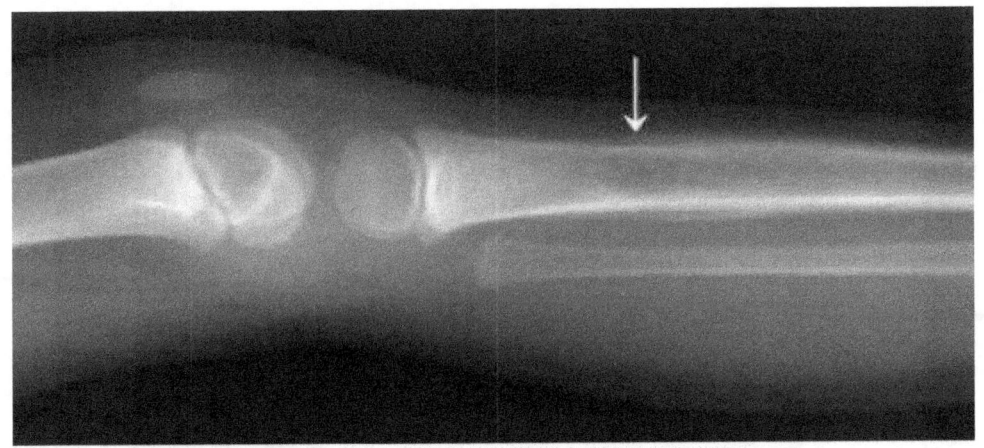

**IMÁGEN 1: SARCOMA DE EWING IN SITU EN UN PACIENTE ADOLESCENTE**

Del 16 al 25% de los tumores pueden tener origen extraóseo (tejidos blandos). A diferencia de la afectación ósea, los sitios extraóseos más afectados son el espacio paravertebral, extremidades inferiores, cabeza y cuello, pelvis, retroperitoneo, omento, órbita, piel y pared torácica.

Radiológicamente, es una lesión lítica de aspecto agresivo con invasión a menudo considerable, de los tejidos blandos, que se visualiza muy bien mediante resonancia magnética. En ausencia de tratamiento, el tumor ocasiona la muerte rápida debido a las metástasis a distancia, pulmonares y óseas.

Se suele caracterizar por masas densas de pequeñas células redondas dispuestas en capas, sin diferenciación hística.

El sarcoma de Ewing presenta una incidencia anual de 2,73 casos por cada millón de habitantes. Como se ha dicho anteriormente, suele predominar en las diáfisis y metáfisis, los huesos largos de las extremidades y huesos planos.

Por lo cual, clínicamente podemos encontrarlo como un cuadro pseudoinflamatorio caracterizado por dolor con exacerbación nocturna y una masa dolorosa asociados fiebre, malestar general y pérdida de peso; las que semejan una osteomielitis.

Los niños raramente van a presentar todos los síntomas/signos o criterios para afirmar que presentan tal síndrome o enfermedad, y éstos aparecerán la mayoría de las veces de manera aislada. Este dato nos confirma la importancia de conocer estos síntomas para iniciar la sospecha clínica y enfocar correctamente al paciente con el objetivo de localizar esta enfermedad lo antes posible y poder asignar un diagnóstico y tratamiento.

Aunque la frecuencia de las enfermedades reumáticas en la infancia no es muy elevada, tampoco es despreciable. Por ejemplo, se estima que la frecuencia de la artritis idiopática juvenil es muy similar a la de la diabetes mellitus en la infancia. Podemos encontrar una "anamnesis básica" para orientar estos posibles signos y síntomas, y para conocer acerca de qué debemos interrogar para localizar los que tienen un "entorno reumático", tanto por sus síntomas como por los antecedentes.

Los síntomas más frecuentes en la presentación de las enfermedades reumáticas en los niños puede ser la presencia de dolor sin limitación ni tumefacción articular.

Se trata de un síntoma frecuente de consulta en Atención Primaria, que dada la constante actividad de los niños, es fácil y frecuentemente atribuible a caídas o contusiones que tanto los familiares como el propio niño suelen referir.

Para poder llegar a conocer mejor el origen de esta enfermedad, un diagnóstico aproximado y la posible existencia de esta enfermedad, debemos siempre interrogar acerca de antecedentes (traumatismo, sobrecarga, infecciones previas, etc.), forma de comienzo (agudo, subagudo, lentamente progresivo), si hay datos inflamatorios locales, si provocan impotencia funcional, si observan deformidades, así como por otras manifestaciones extraarticulares (estado general, piel, mucosas, alteraciones oculares o molestias genitourinarias).

Es fundamental poder distinguir si el dolor es debido a procesos mecánicos o inflamatorios.

El dolor inflamatorio se caracteriza por estar presente en reposo y con el movimiento, ser constante, tener un predominio nocturno, y acompañarse habitualmente de rigidez matutina y de signos locales de inflamación. El dolor mecánico se caracteriza por depender totalmente de los movimientos, disminuir con el reposo, tener un comienzo generalmente vespertino, y no asociar rigidez matutina (o ser de pocos minutos) ni signos locales de inflamación.

A continuación, se expone una tabla de los principales signos y síntomas de la enfermedad así como de las principales vías de metastatización.

| SIGNOS Y SÍNTOMAS DEL SARCOMA DE EWING |
|---|
| DOLOR CERCA DEL ÁREA AFECTADA |

| |
|---|
| HINCHAZÓN CERCA DEL ÁREA AFECTADA |
| SENSIBILIDAD CERCA DEL ÁREA AFECTADA |
| DOLOR DE HUESOS |
| CANSANCIO SIN CAUSA APARENTE |
| FIEBRE SIN CAUSA CONOCIDA |
| PÉRDIDA DE PESO SIN INTENTARLO |

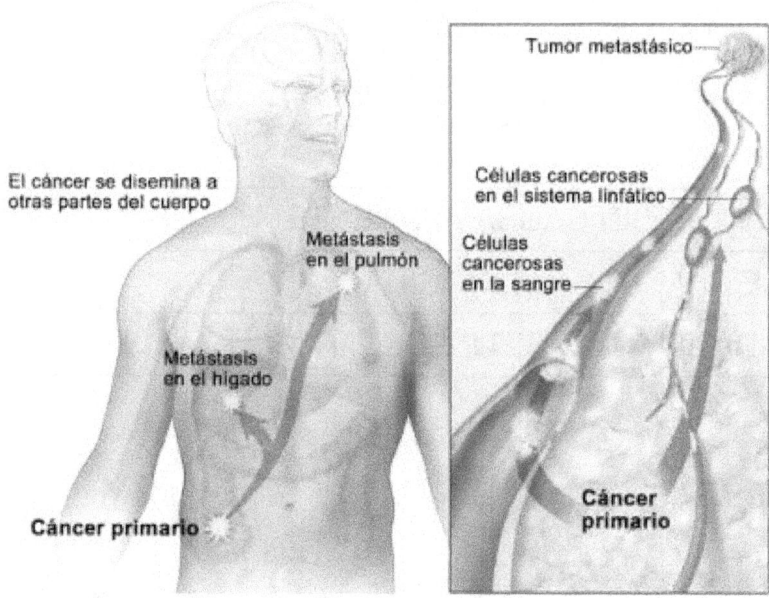

IMÁGEN 2: VÍAS DE METÁSTASIS EN EL SARCOMA DE EWING

La importancia del técnico de laboratorio recae actualmente sobre CRISPR (Repeticiones Palindrómicas Cortas Agrupadas y Regularmente Espaciadas) , la famosa técnica de edición genómica, que no solamente se usa para curar enfermedades, también para recrearlas en modelos celulares con los que estudiar los eventos moleculares que las predisponen. Estos modelos son cruciales, además, para el estudio de nuevas vías diagnósticas y terapéuticas. En el trabajo publicado en la revista *Stem Cell Reports*, los autores presentan un avance técnico significativo para recrear el sarcoma de Ewing en células madre humanas adultas y embrionarias.

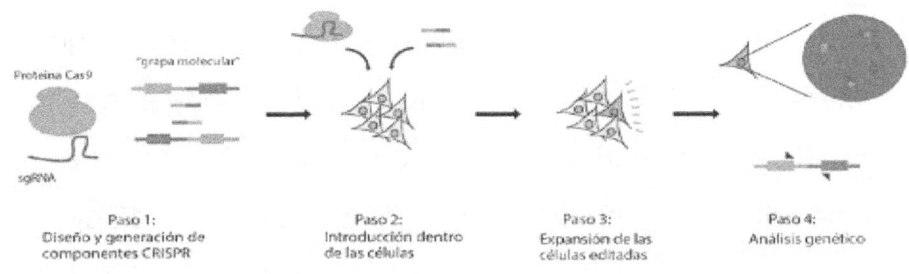

**IMÁGEN 3: MODELO CRISPR**

De la misma manera, es un modelo que reproduce los orígenes de la enfermedad donde es posible analizar los mecanismos y bases de origen moleculares que subyacen a cada patología. En el caso del sarcoma de Ewing, el desencadenante es una translocación entre los cromosomas 11 y 22, que da lugar a la fusión de dos genes, generando un nuevo oncogen.

Todas las mejoras aplicadas durante el estudio han permitido a los técnicos ocasionar dicho modelo en células madre pluripotentes inducidas (iPSC), que poseen un gran potencial desde el punto de vista científico, dado que constituyen un modelo celular idóneo para el estudio del desarrollo de distintas patologías, entre ellas los estadios iniciales de procesos oncogénicos. Todo ello permite el estudio de las bases mecánicas de patologías como el sarcoma de Ewing.

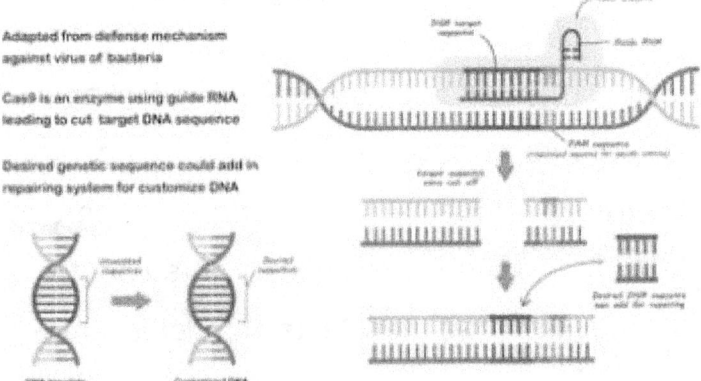

**IMÁGEN 4: ¿CÓMO FUNCIONA EL MODELO CRISPR?**

## 6. 1 Discusión

Una de las razones que nos han hecho inclinarnos a hacer este proyecto sobre el sarcoma de Ewing así como el motivo que consideramos fundamental hacerlo, es porque nos ha resultado una de las neoplasias más interesantes y menos habituales, ya que sólo se manifiesta en adolescentes y niños.

Se trata de una neoplasia rara y maligna que por su manera de manifestarse es compleja de diagnosticar ya que se manifiesta en una edad muy temprana. De esta manera, se debe diagnosticar lo antes posible ya que que un niño tan pequeño no debe de tener este tipo de neoplasia con una edad tan temprana.

Sus síntomas nos parecen bastante interesantes , ya que no son unos síntomas muy extraños ni poco habituales, más bien son muy cotidianos por lo que es complicado saber si está sucediendo o no este tipo de neoplasia.

Por ello, es bastante importante que cuando se presente alguno de sus síntomas o signo como por ejemplo cansancio sin ningún tipo de causa aparente,pérdida de peso sin intentarlo o sin quererlo y dolor de huesos, habría que asistir al médico para controlar, valorar e investigar qué es lo que puede estar sucediendo , ya que no tiene porque ser sarcoma de Ewing, pero no está demás llevar algún tipo de control y sobre todo si el individuo que está sufriendo estos síntomas o signos como cuadro clínico es un adolescente.

Es muy importante detectar este tipo de enfermedad lo antes posible para poder ponerle remedio de inmediato.

Las técnicas que se utilizan para tratar y diagnosticar esta neoplasia también son muy interesantes y a lo largo del tiempo han ido evolucionando de forma ligera y cada vez son técnicas más eficientes y claras, las cuáles han ido creciendo y mejorando gracias también al papel que desarrolla el técnico de laboratorio en estos casos.

La labor del técnico de laboratorio es bastante importante y tiene un gran peso, ya que es el encargado de realizar la técnica de la PCR y de procesar la punción para llevar la muestra en ese mismo instante a su procesamiento para saber lo antes posible un resultado de manera óptima y eficiente.

Gracias a su trabajo es posible obtener un cuadro clínico y poder realizar un diagnóstico lo antes posible para poder aplicar un tratamiento y ponerle solución a esta neoplasia lo antes posible.

Sin ellos , esto no sería posible, sin olvidarnos también de la importancia que tienen la quimioterapia y la radioterapia a la hora de poner tratamiento a esta enfermedad.

Gracias a todos los avances existentes en las técnicas para acabar con esta enfermedad , los técnicos de laboratorio también han podido crecer y avanzar a la hora de realizar su trabajo y todas sus funciones para buscar soluciones y dar con la clave de la gravedad en la que se encuentra esta enfermedad en cada caso y por esto creemos que su función es bastante importante y necesaria.

## 6. 2 Conclusiones

Tras llegar a este punto, hemos llegado a la conclusión donde:

- El sarcoma de Ewing es una neoplasia maligna infrecuente que ocurre en niños y adolescentes que se suele presentar en forma de masa osteolítica y con índices de curación en torno al 75% a los 5 años tras un diagnóstico precoz.

- Presenta un cuadro clínico ineficaz para ser diagnosticado de manera precoz, ya que presenta signos y síntomas compatibles con otras enfermedades y patologías. Además, este tipo de signos y síntomas no se suelen asociar de manera temprana a una enfermedad neoplásica de carácter maligno.

- El técnico de laboratorio cobra uno de los papeles muy importantes para llegar a un diagnóstico definitivo asegurando la trazabilidad y empleo de las distintas técnicas para diagnosticar esta patología.

## 7. Bibliografía

- Ahmed, A. A., Nava, V. E., Pham, T., Taubenberger, J. K., Lichy, J. H., Sorbara, L., Raffeld, M., Mackall, C. L., & Tsokos, M. (2006b). Ewing Sarcoma Family of Tumors in Unusual Sites: Confirmation by RT-PCR. *Pediatric and Developmental Pathology*, 9(6), 488–495.
  https://doi.org/10.2350/06-01-0007.1

- B.M.H.I.M. (2013). *SARCOMA DE EWING EXTRAÓSEO*. SciELO.
  http://www.scielo.org.mx/pdf/bmim/v70n6/v70n6a8.pdf

- Clinic., M. (2022, 7 enero). *Sarcoma de Ewing - Síntomas y causas - Mayo Clinic.* MAYOCLINIC. https://www.mayoclinic.org/es-es/diseases-conditions/ewing-sarcoma/symptoms-causes/syc-20351071

- C.M.C.R.C.R. (2015). *Revista Médica de Costa Rica y Centroamérica.* MEDIGRAPHIC. https://www.medigraphic.com/cgi-bin/new/resumenI.cgi?IDARTICULO=67156

- Hinojosa Gómez, J., Villalobos Prieto, A., & Hernández Montes De Oca, R. (2021). *SARCOMA DE EWING*

*EXTRAÓSEO*. MEDIGRAPHIC..

https://www.medigraphic.com/pdfs/abc/bc-2021/bc214g.pdf

- Ibargüengoitia-Ochoa, F. (2020). *Sarcomas durante el embarazo: reporte de dos casos y revisión de la literatura*. SciELO.

http://www.scielo.org.pe/scielo.php?script=sci_arttext&pid=S2304-51322020000400017&lang=es

- *Next-Generation Sequencing (NGS) | Explore the technology.* (2021). ILLUMINA. https://www.illumina.com/science/technology/next-generation-sequencing.html#:%7E:text=Next%2Dgeneration%20sequencing%20(NGS)%20is%20a%20massively%20parallel%20sequencing,regions%20of%20DNA%20or%20RNA

- R. (2018, 26 noviembre). *Una proteína, una 'grapa molecular' y CRISPR para generar un modelo de sarcoma de Ewing.* CNIO. https://www.cnio.es/noticias/publicaciones/una-proteinauna-grapa-molecular-y-crispr-para-generar-un-modelo-de-sarcoma-de-ewing/

- Roma, J. (2012, 1 febrero). *Translocaciones cromosómicas en los sarcomas de partes blandas: de la biología molecular a la aplicación clínica | Anales de Pediatría*. Asoc. Española de pediatría. https://www.analesdepediatria.org/es-translocaciones-cromosomicas-sarcomas-partes-blandas-articulo-S1695403311004541

- Ruiz, F., Ramirez, A., Aguirre, L., Urdaneta, N., Vera, A., Ruan, L., Barboza, D., & Ott, S. (2018). *SARCOMA DE EWING: EXPERIENCIA EN 25 PACIENTES TRATADOS DE MANERA MULTIDISCIPLINARIA*. Pubmed. https://www.redalyc.org/journal/3756/375654904004/html/

## 8. Anexos

El abordaje diagnóstico se comienza con una adecuada anamnesis, inspección y palpación. Bioquímicamente, la deshidrogenasa láctica se correlaciona con el tamaño del tumor. Los estudios de imagen incluyen radiografías, las cuales no representan daño fetal, ya que la exposición es menor de 50 mG y, seguido por la resonancia magnética, la cual provee imágenes de alta definición sobre la extensión de la enfermedad. El diagnóstico definitivo se realiza mediante biopsia, la cual deberá proporcionar suficiente material para realizar histología convencional e inmunohistoquímica.

La adecuada determinación del tamaño del tumor es un factor crítico para planear el tratamiento, ya que los tumores con un volumen mayor de 200 mL se han asociado con pobre pronóstico.